CONSIDÉRATIONS

CHIMIQUES ET MÉDICALES

SUR

L'EAU DE SELTERS

OU DE SELTZ NATURELLE,

COMPARÉE

AVEC L'EAU DE SELTERS FACTICE.

CONSIDÉRATIONS

CHIMIQUES ET MÉDICALES

SUR

L'EAU DE SELTERS

OU DE SELTZ NATURELLE,

COMPARÉE AVEC L'EAU DE SELTERS FACTICE;

PAR

MM. CAVENTOU, FRANÇOIS, GASC
ET MARC.

PARIS.

IMPRIMERIE DE FAIN, RUE RACINE, N°. 4,
PLACE DE L'ODÉON.

1826.

CONSIDÉRATIONS

CHIMIQUES ET MÉDICALES

SUR

L'EAU DE SELTERS

OU DE SELTZ NATURELLE,

COMPARÉE

AVEC L'EAU DE SELTERS FACTICE.

Le collége de régence du duché de Nassau ayant consulté les soussignés sur les avantages ou les inconvéniens que peut présenter l'eau de Selters naturelle comparée avec l'eau de Selters factice; ils ont cru, pour résoudre cette question d'une manière satisfaisante, devoir fonder une principale partie de leurs argumens sur une analyse exacte de cette eau naturelle, ainsi que sur des expériences comparatives entreprises avec elle et l'eau de Selters factice. Cette analyse et ces expériences, exécutées par l'un d'eux, M. Caventou, précéderont comme de raison l'opinion qu'ils auront à émettre.

Considérations chimiques sur l'eau de Selters naturelle comparée à celle qui est produite par l'art.

L'eau de Selters a été depuis un siècle, à diverses époques, l'objet des recherches de plusieurs chimistes les plus célèbres. Cependant, bien que leurs travaux ne devraient plus admettre de doute sur la nature de cette eau, le peu d'accord qu'on remarque dans les résultats qu'ils ont publiés laisse encore de l'incertitude, du moins sur les quantités respectives de chacun de ses principes constituans.

Cette incertitude résulte entre autres de l'examen des analyses faites par *Bergmann* et *Westrumb*. En effet, le premier a trouvé que l'eau de Selters contenait par pinte 46 grains de muriate de soude et 10 grains de sous-carbonate de la même base; Westrumb y indique 49 grains de muriate et 50 grains de sous-carbonate de la même base; différence presque inconcevable à l'égard de ce dernier sel. Westrumb a de plus prouvé l'existence dans l'eau de Selters du sulfate de soude, existence qui avait échappé à Bergmann, ainsi que celle de l'oxide de fer. Ces dernières observations de Westrumb sont d'autant plus intéressantes qu'elles ont servi à expliquer comment cette eau peut acquérir dans certaines circonstances prévues aujourd'hui une odeur de *pouri* que l'on attribuait sans raison à une disposition putrescible de l'eau, ou à la malpropreté de quelques cruchons destinés à la contenir. Il y a déjà plusieurs années que nous avons eu lieu de nous convaincre de la facilité avec laquelle les sulfates alcalins en dissolution se décomposent et passent à l'état d'hydro-sulfates par l'action des matières végétales. Il suffit d'aromatiser avec quelques gouttes d'essence de citron ou toute autre huile odorante une solution de sulfate de potasse ou de soude, pour sentir au bout de quelques jours l'odeur de *pouri* se développer. Or, cet effet est dû à l'action de l'essence végétale sur les élémens de l'acide sulfurique du sulfate. *Westrumb* ayant prouvé la présence du sulfate de soude dans l'eau de Selters, il ne serait donc pas étonnant que dans quelques circonstances où une parcelle de paille ou de foin, par exemple, serait restée dans un cruchon rempli de cette eau, l'odeur de *pouri* se développât au bout de quelque temps, et cela par la même cause qui a été indiquée il y a un instant.

La présence du fer dans l'eau de Selters est incontestable ; car il arrive assez souvent que les bouchons des vases qui la contiennent prennent une teinte noirâtre, due à l'action de ce métal sur la matière tannante du liége.

Désirant fixer notre attention sur la quantité réelle des substances salines contenues dans l'eau de Selters, nous avons pris une quantité déterminée de cette eau que nous avons fait évaporer avec soin jusqu'à siccité. Dès la première impression de la chaleur nous n'avons pas tardé à remarquer, en même temps que le dégagement du gaz acide carbonique, la précipitation des sous-carbonates terreux qui n'étaient tenus en dissolution qu'au moyen de ce gaz. Nous avons tenu compte du résidu salin parfaitement privé d'eau, et nous avons trouvé, après diverses expériences, dont nous présentons le résultat moyen, que 1 kilogramme d'eau de Selters, ou une pinte, contenait en dissolution 366 centigrammes de substances salines ou 73 $\frac{1}{5}$ grains.

L'analyse de cette quantité de substances salines a donné :

Chlorure de sodium.	211 centigr. ou	42 [illegible] grains.
Sous-carbonate de soude.	103	20 [illegible]
Sulfate de soude.	10	2
Substances fixes insolubles dans l'eau et composées de :		
Sous-carbonate de chaux. . . . } -- carbonate de magnésie. . }	42	8 [illegible]
Oxide de fer, des traces.		
	366 centigr.	73 $\frac{1}{5}$ grains.

On voit par ce résultat qu'il se rapproche

de ceux de Bergmann et de Westrumb pour les quantités de muriate de soude ou chlorure de sodium, qu'il s'en éloigne cependant beaucoup par rapport à celui du sous-carbonate de soude. En effet, nous avons trouvé une fois plus de sous-carbonate de soude que Bergmann, tandis que Westrumb en a indiqué cinq fois autant que ce dernier, et deux fois et demi plus que nous. A quoi peuvent donc tenir ces différences dans nos résultats respectifs, différences si considérables qu'elles excluent toute idée d'une erreur de la part des observateurs? Quoi qu'il en soit et sans vouloir chercher ici à approfondir la cause de ce fait indépendant jusqu'à un certain point des propriétés médicales de l'eau de Selters, ainsi que le prouvent les observations les plus multipliées, nous avons cru cependant ne pas devoir le passer sous silence, parce qu'il peut devenir l'objet de recherches scientifiques et très-intéressantes, auxquelles on ne donnera tout le complément désirable et nécessaire qu'en opérant à la source même.

Bergmann et Westrumb ne sont pas plus d'accord sur les quantités relatives d'acide carbonique contenu dans l'eau de Selters. N'ayant pas fait à ce sujet d'expériences exactes, nous n'émettrons d'autre opinion que celle qui nous porte à croire trop forte la proportion d'acide carbonique annoncée par Westrumb. Le but de notre examen d'ailleurs a moins été de refaire l'analyse de l'eau de Selters naturelle, que de la comparer autant que possible avec celle qui est préparée artificiellement.

Sans doute l'eau de Selters artificielle paraît plus gazeuse que l'eau de Selters naturelle. La première fait sauter le bouchon de la bouteille qui la contient et offre un dégagement abondant et, si l'on peut dire ainsi, tumultueux de gaz acide carbonique ; mais cette effervescence est aussi momentanée qu'elle est vive, et l'ingestion du gaz, si elle ne s'effectue très-promptement, au risque d'avaler de travers, fait éprouver une perte considérable de gaz.

D'après la méthode suivie pour l'eau de

Selters naturelle, on a fait évaporer un kilogramme ou une pinte d'eau de Selters artificielle qui a produit 241 centigrammes de matières salines composés comme on sait de muriate de soude et de sous-carbonates de soude, de chaux et de magnésie, sans aucunes traces de sulfate de soude et d'oxide de fer.

Ainsi l'eau de Selters artificielle est moins saline que l'eau naturelle de près d'un cinquième, et cette différence doit nécessairement influer sur les effets thérapeutiques de l'une et de l'autre.

Une autre différence plus essentielle encore consiste en ce que l'eau de Selters naturelle retient l'acide carbonique avec beaucoup plus de force que celle qui a été préparée par l'art. En effet, si l'on verse dans deux vases d'égales quantités de ces eaux, on est témoin d'un dégagement tumultueux du gaz acide carbonique de l'eau artificielle, tandis que le gaz de l'eau naturelle s'en sépare par une effervescence bien plus faible, mais qui se prolonge long-temps et finit même par être insensible, bien que l'eau contienne encore une quantité notable de gaz, ainsi qu'on peut le constater aisément en agitant le liquide. Dans l'eau artificielle au contraire le dégagement gazeux brusque et plus évident n'est qu'instantané et de courte durée.

Nous avons conservé pendant dix jours, et sous des circonstances absolument égales, de l'eau de Selters naturelle et factice. Les fioles étaient simplement bouchées avec un papier, et nous avons eu lieu de nous convaincre qu'au bout de ce temps l'eau naturelle conservait encore des traces sensibles d'acide carbonique, tandis que l'eau artificielle n'était plus qu'un liquide fade et légèrement salé. Remarquons surtout que nous avons opéré sur de l'eau naturelle transportée de la source pendant une saison très-chaude et par conséquent très-défavorable à la conservation du gaz. Que conclure d'un tel résultat? ne prouve-t-il pas que l'art ne peut ici suppléer la nature? Car s'il en était autrement, pourquoi l'eau de Selters artificielle n'offrirait-elle pas les mêmes phénomènes que l'eau naturelle, et même à un degré plus marqué, puisqu'on y a interposé une grande dose de gaz acide carbonique? La conséquence à tirer de ce fait est que la combinaison du gaz acide carbonique dans l'eau de Selters naturelle étant plus parfaite quoique un peu moins abondante, son administration devra être aussi beaucoup plus facile, et surtout plus efficace.

Considérations médicales.

Depuis la fin du 16e. siècle, où *Jacques Théodore Tabernac Montanus*, botaniste et médecin célèbre, parla le premier de l'eau de Selters, jusqu'en 1727, où *Frédéric Hoffmann* exposa dans une monographie les vertus de cette eau; il en est à peine question dans les écrits des médecins. Mais la dernière époque qui vient d'être citée est devenue celle d'où date la réputation de l'eau de Selters. Si elle dut d'abord cette réputation à la confiance qu'inspira l'opinion du grand médecin qui s'était déclaré en sa faveur, elle la soutint et l'accrut depuis, non-seulement par son efficacité dans un grand nombre de maladies déclarées, mais encore par ses effets salutaires comme boisson hygiénique; de sorte qu'il n'est pas d'eau minérale plus connue aujourd'hui et plus généralement employée que celle dont il s'agit (1).

En effet nous ne pensons pas qu'il existe d'eau minérale qui convienne à un plus grand nombre d'individus. Elle restaure sans irriter, favorise les sécrétions, celles particulièrement des membranes muqueuses, et excite surtout les voies urinaires. Aussi réussit-elle parfaitement chez les personnes affectées de catarrhes chroniques, ainsi que chez les individus qui ont une disposition à la gravelle et à la pierre. Il est d'expérience qu'elle constitue généralement un des meilleurs moyens de modérer la fiè-

---

(1) Un journal allemand (*Journ. von und fuer Deutschland*) assure qu'en 1781 il en fut exporté 2,208,000 cruchons.

vre hectique qui accompagne les suppurations internes, surtout lorsqu'on l'administre coupée avec du lait. Elle exerce une action spéciale sur le système biliaire et détruit souvent avec une promptitude remarquable les désordres qui s'y manifestent. Aussi est-elle recommandée avec raison dans certaines maladies du foie, dans les diarrhées bilieuses et dans les vomissemens bilieux. Mais dans aucune maladie l'eau de Selters ne s'est montrée plus fréquemment salutaire que dans la phthisie pulmonaire, et notamment dans la phthisie catarrhale ou muqueuse. *Hufeland* la regarde comme la seule eau minérale qu'on puisse donner aux phthisiques sans craindre d'irriter leur poitrine, et souvent, ajoute-t-il, on l'a vue contribuer à la guérison des poitrinaires.

On conçoit que cette indication des propriétés salutaires de l'eau de Selters ne peut être que générale, et qu'il est une infinité de cas spéciaux où elle produit les effets les plus satisfaisans. Ainsi, par exemple, on l'emploie avec un succès marqué contre divers désordres de la menstruation et du système hémorrhoïdal ; contre certains écoulemens ; enfin , elle devient un moyen précieux dans la plupart des inflammations chroniques de l'estomac.

Quoique le médecin doive seul déterminer les circonstances où l'eau de Selters est indiquée comme remède curatif ou palliatif, on peut néanmoins la recommander généralement comme une boisson des plus salubres dans les climats chauds et dans les cas où l'on redoute la mauvaise qualité de l'eau dont on est obligé de se servir pour boisson. Sous ce dernier rapport elle devient de la plus grande utilité aux navigateurs. Aussi la range-t-on à juste titre au premier rang des préservatifs du scorbut et de la dyssenterie.

Ces divers avantages de l'eau de Selters, sa saveur acidule très-agréable, surtout lorsqu'on mêle cette eau à du vin blanc sucré ou à des sirops de fruits, en ont aujourd'hui tellement répandu l'usage, qu'on a cherché et qu'on a trouvé les moyens de l'imiter, de sorte qu'il existe maintenant un grand nombre de laboratoires où l'on fabrique de l'eau de Selters factice.

Cette fabrication devenue très-considérable fait naître naturellement les questions suivantes :

1°. *L'eau de Selters factice peut-elle remplacer l'eau de Selters naturelle ?*

2°. *L'eau de Selters factice est-elle, ainsi que quelques-uns l'ont prétendu, préférable à l'eau de Selters naturelle ?*

Pour répondre à la première de ces questions, il faut, en s'étayant d'une analogie concluante, reconnaître avant tout que, bien que parvenue aujourd'hui à un haut degré de perfection, l'analyse chimique des eaux minérales naturelles ne suffit pas encore à beaucoup près pour expliquer l'efficacité du plus grand nombre d'entre elles, puisque leur action énergique sur l'économie vitale n'est jamais en rapport avec les proportions presque toujours insignifiantes des substances qui les composent et dont les réactifs chimiques font connaître la présence. En effet, la nature n'a-t-elle donc d'autres moyens que ceux de nos laboratoires pour former des combinaisons; pouvons-nous bien apprécier le mode intime de celles-ci et en connaissons-nous sans exception les principes constitutifs ?... Combien par exemple ne s'est-il pas écoulé de siècles sans que l'on connût le corps qui donne à l'éponge brûlée la propriété de résoudre les goètres ? Et parce que ce corps (l'iode) échappait aux recherches des chimistes, et que l'analyse de l'éponge brûlée ne donnait que des résultats insignifians, on a vu un grand nombre de médecins, instruits d'ailleurs, contester pendant long-temps à ce remède toute propriété médicatrice. Quelle différence ne remarque-t-on pas entre la combinaison du calorique avec les eaux minérales naturelles et les eaux minérales artificielles ! Dans les premières, par exemple, lorsqu'elles sont thermales, le calorique libre est bien plus long à se dégager et à se mettre en équilibre avec la température de l'atmosphère ambiante que le calorique libre de la même eau imitée par l'art;

ou en d'autres mots : presque toutes les eaux minérales chaudes naturelles refroidissent beaucoup plus lentement que les mêmes eaux minérales factices, les circonstances extérieures étant d'ailleurs les mêmes pour les unes et pour les autres. Enfin, dans quelques cas, l'analyse chimique découvre telle substance qui fait partie d'une eau minérale naturelle, sans qu'on puisse parvenir à composer cette substance comme la nature la fournit. Nous donnerons pour exemple la matière animalisée contenue dans l'eau de Barrèges, matière que l'art n'a pu jusqu'à ce jour imiter que très-incomplétement.

Ce qui a été dit il y a un instant des combinaisons respectives du calorique avec les eaux minérales naturelles et artificielles, peut aussi s'appliquer aux combinaisons des gaz avec ces eaux, et l'eau de Selters, entre autres, en offre, ainsi que nous le verrons plus bas, un exemple fort remarquable.

Maintenant si nous voulons rechercher comment la nature parvient à former ces combinaisons que l'art ne saurait imiter, nous sommes obligés de reconnaître que tout est obscurité à cet égard, du moins dans l'état actuel de nos connaissances. Toutefois nous savons déjà qu'il est deux agens principaux, les masses et le temps, dont elle seule peut disposer. Mais combien n'en est-il pas encore que nous ignorons complètement, ou que, tels que l'électricité et le magnétisme (ce mot pris dans son acception primitive), nous ne pouvons apprécier que d'une manière très-imparfaite ?

Concluons donc que si l'art compose des eaux minérales en procédant à cette synthèse d'après les résultats de l'analyse chimique, il s'en faut que les eaux minérales factices puissent être considérées comme absolument semblables aux eaux minérales naturelles, et que, sous ce rapport, on aurait tort de mettre sur la même ligne l'efficacité des unes et des autres. Cette conclusion est d'ailleurs conforme à l'expérience de tous les grands praticiens.

Mais si l'analyse chimique ne suffit pas toujours pour faire connaître tous les principes sans exception qui donnent aux eaux minérales naturelles l'efficacité dont elles jouissent, elle est néanmoins indispensable pour faire découvrir ceux sur lesquels les réactifs chimiques ont prise, et surtout pour faire apprécier comparativement ou relativement les propriétés des eaux minérales soit naturelles soit factices. Sous ce dernier rapport, l'analyse chimique qui précède ces considérations, établit qu'il existe des différences notables entre l'eau de Selters naturelle et l'eau de Selter produite par l'art. Ces différences, qu'on saisira aisément en lisant avec quelque attention l'analyse-chimique dont il vient d'être parlé, résolvent en grande partie la seconde question à l'avantage de l'eau de Selters naturelle.

Toutefois et puisque nous sommes arrivés à cette seconde question, il est un reproche bien plus grave qu'on a fait à l'eau de Selters naturelle. Elle perd, a-t-on dit, en grande partie par le transport le gaz acide carbonique qui constitue son principe le plus agissant, tandis que l'eau de Selters factice est beaucoup plus chargée de ce principe, ainsi qu'on peut s'en convaincre par le dégagement gazeux considérable qui s'opère lorsqu'on débouche une bouteille d'eau de Selters factice. Il suffira encore de consulter l'analyse chimique et les expériences qui précèdent, pour acquérir la conviction que non-seulement ce reproche est mal fondé, mais qu'il doit plutôt tourner contre l'eau de Selters factice, qui lâche brusquement son gaz, tandis que ce dégagement s'opère avec beaucoup plus de lenteur et de difficulté de l'eau de Selters naturelle. On se convaincra en outre que l'eau de Selters naturelle et factice exposées sous les mêmes conditions au contact avec l'air libre, l'une conserve pendant long-temps encore des traces d'acide carbonique après que l'autre n'en offre plus le moindre vestige.

Or, cette interposition beaucoup plus intime du gaz acide carbonique dans l'eau de Selters naturelle que dans l'eau de Selters factice, présente de grands avantages. D'abord lorsque le cruchon d'eau de Selters naturelle est entamé, on peut, quoique mal bouché, en conserver le contenu beaucoup plus longtemps que si c'était de l'eau de Selters factice. En effet, lorsqu'on débouche une bouteille de cette dernière, on est obligé de la consommer promptement et presque toujours, surtout lorsque la température est un peu élevée, le dernier verre est tellement faible, qu'il n'a plus qu'une saveur fade, tandis que le dernier verre d'un cruchon d'eau de Selters naturelle est presque aussi piquant que le premier.

Un autre avantage qui résulte de la manière dont le gaz acide carbonique est interposé dans l'eau de Selters naturelle, consiste en ce que le dégagement de ce gaz s'effectuant avec beaucoup plus de lenteur dans l'estomac, son action est plus douce, plus permanente et par conséquent plus efficace que celle de l'eau de Selter factice. Effectivement cette dernière produit chez un très-grand nombre de malades des accidens qui forcent de la remplacer par l'eau de Selters naturelle. Le dégagement brusque du gaz acide carbonique occasione chez beaucoup d'individus une distension non moins brusque de l'estomac accompagnée d'éructations incommodes et parfois même douloureuses, d'agitations et d'une congestion plus ou moins légère vers le cerveau. Nous avons vu, dans quelques cas où la sensibilité de l'estomac était exquise et où même cet organe était enflammé, l'eau de Selters factice ne pouvoir être supportée, tandis que l'eau naturelle était salutaire. D'autres fois et lorsqu'on administre l'eau de Selters pour calmer les vomissemens, contre lesquels on emploie aussi la potion de Rivière, nous avons vu le dégagement trop subit et trop abondant du gaz de l'eau de Selters factice les augmenter, tandis que l'eau de Selters naturelle les apaisait. Enfin l'on remarque généralement que l'eau de Selters naturelle convient infiniment mieux que la factice aux poitrinaires. La même remarque peut aussi s'appliquer à l'hépatite chronique.

CONCLUSIONS.

De tout ce qui précède nous croyons pouvoir conclure :

1°. Que l'art n'est parvenu qu'à imiter incomplètement l'eau de Selters naturelle ;

2°. Que si l'eau de Selters naturelle mise en cruchons ne contient pas et ne peut contenir la même quantité de gaz acide carbonique qu'elle contenait avant son puisement à la source, elle en renferme néanmoins la quantité convenable pour les usages thérapeutiques et hygiéniques auxquels on la destine ;

3°. Que malgré son transport à de grandes distances et son séjour prolongé dans les caves ou magasins, les cruchons étant d'ailleurs bouchés avec soin, elle n'éprouve pas une perte sensible de gaz ;

4°. Que, les cruchons ayant été débouchés, l'eau de Selters naturelle retient beaucoup plus long-temps son gaz que l'eau de Selters factice ;

5°. Enfin, que pour le plus grand nombre des usages thérapeutiques, l'eau de Selters naturelle est préférable à l'eau de Selters artificielle.

Paris, ce 20 novembre 1825.

J.-B. CAVENTOU,

Chimiste, Membre titulaire de l'Académie royale de Médecine, etc.

A. FRANÇOIS,

Officier de la Légion-d'Honneur, Chevalier de l'ordre de Charles III, Membre honoraire de l'Académie royale de Médecine, Médecin du Bureau central des Hospices civils de Paris.

J.-Ch. GASC,

Médecin à l'Hôpital militaire de la Garde royale, Membre associé résident de l'Académie royale de Médecine, etc.

MARC,

Chevalier de la Légion-d'Honneur, Membre titulaire de l'Académie royale de Médecine, Médecin ordinaire de S. A. R. Mgr. le Duc d'Orléans, Membre du Conseil de Salubrité, etc.

www.ingramcontent.com/pod-product-compliance
Ingram Content Group UK Ltd.
Pitfield, Milton Keynes, MK11 3LW, UK
UKHW032030260826
14628UKWH00006B/2859

9 782019 65041